ACNÉ ET COUPEROSE

LEUR TRAITEMENT PAR UNE NOUVELLE MÉTHODE

DES COSMÉTIQUES

DE LA FACE, DE LA BOUCHE ET DE LA CHEVELURE

PAR

LE DR CONSTANTIN JAMES

Ancien collaborateur de Magendie

Auteur de la *Toilette d'une Romaine* et du *Guide aux eaux minérales*.

PARIS

G. MASSON, ÉDITEUR

Libraire de l'Académie de médecine

17, PLACE DE L'ÉCOLE-DE-MÉDECINE, 17

ACNÉ ET COUPEROSE

COSMÉTIQUES

ACNÉ ET COUPEROSE

LEUR TRAITEMENT PAR UNE NOUVELLE MÉTHODE

DES COSMÉTIQUES

DE LA FACE, DE LA BOUCHE ET DE LA CHEVELURE

PAR

LE DR CONSTANTIN JAMES

Ancien collaborateur de Magendie

Auteur de la *Toilette d'une Romaine* et du *Guide aux eaux minérales*.

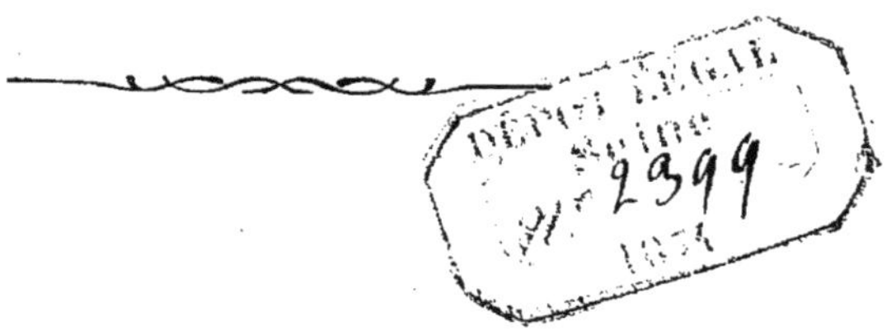

PARIS

G. MASSON, ÉDITEUR

Libraire de l'Académie de médecine

17, PLACE DE L'ÉCOLE-DE-MÉDECINE, 17

ACNÉ ET COUPEROSE

DE L'ACNÉ ET DE LA COUPEROSE.

L'acné, que l'on désigne plus généralement encore dans le langage du monde sous le nom de « couperose », est une éruption de la face, caractérisée par des taches et des boutons de l'aspect le plus disgracieux, parfois même le plus repoussant.

La puberté est l'époque où la maladie fait d'habitude sa première apparition. On voit les boutons surgir au milieu de la santé la plus florissante, sur les visages les plus frais et les plus roses, sur la peau la plus saine, comme par une sorte d'ébullition de la sève. Telle, aux approches du printemps, la végétation, chez certaines plantes, produit de même des bourgeons luxuriants.

Après la puberté, l'âge mûr est la période où la couperose se montre avec le plus de fréquence. Seulement, par suite sans doute de l'amoindrissement de la vitalité, l'éruption revêt plus rarement la forme boutonneuse : ce sont plutôt des taches ou des plaques d'un rouge livide. Telles, quand arrive l'automne, les feuilles à qui la sève fait défaut, prennent de même une teinte jaunâtre ou cuivrée.

Et qu'on ne s'étonne pas de semblables rapprochements. La jeunesse n'est-elle pas le printemps de la vie, et l'âge mûr n'en est-il pas l'automne ?

Il n'y a, du reste, aucune phase de l'existence qui soit à l'abri de cette éruption. Celle-ci sévit de même, avec une égale intensité, sur l'un et l'autre sexe. Toutefois, il est d'observation que la femme y est plus sujette que l'homme : triste privilége, puisqu'elle se trouve ainsi atteinte dans ce qu'elle a de plus précieux et quelquefois de plus cher, la beauté.

Mais si, nous autres hommes, nous prenons moins au tragique ces disgrâces et ces désastres, il s'en faut de beaucoup néanmoins que nous y restions indifférents. Nous avons même un motif de plus de nous en préoccuper. Ainsi, chacun sait que les habitudes d'intempérance communiquent souvent à la physionomie, et tout particulièrement au nez, certaines teintes rubicondes qui en constituent comme les stigmates accusateurs. Or, l'acné revêt souvent aussi les mêmes teintes et affecte les mêmes siéges. N'est-il donc pas à craindre que, trompée par les apparences, l'opinion n'attribue à des excès de table ce qui est tout simplement le fait de la maladie cutanée?

Puis, indépendamment de ces motifs, tout individu, quel qu'il soit, tient à ne pas paraître malsain. C'est même là un sentiment tellement naturel qu'on ne comprendrait pas qu'il en fût autrement. Or, ces rougeurs et ces boutons donnent de suite l'idée d'un principe humoral ou d'un sang vicié.

L'acné est donc, de toutes les dermatoses, la plus déplorable. Arrivée à certain degré, elle condamne celui qui en est atteint à une sorte d'isolement et a fait naître plus d'une fois des idées de suicide. Aussi mérite-t-elle, plus que tout autre affection, d'éveiller la sollicitude du médecin.

Il y a longtemps, du reste, que j'en ai fait l'objet tout spécial de mes travaux. Ainsi, à propos de ma *Toilette d'une Romaine*, il m'a fallu m'enquérir des cosmétiques les plus aptes, non-seulement à entretenir la beauté, mais aussi à réparer ses « avaries ». De même, dans mon *Guide aux eaux minérales*, j'ai dû, sinon aller à la recherche de la fontaine de Jouvence, du moins signaler les sources les mieux appropriées aux diverses éruptions du visage. J'ai donc été forcément conduit à m'occuper de la couperose.

Mais je n'ai pas tardé à reconnaître combien cosmétiques et eaux minérales sont presque toujours impuissants à la guérir; ils ont, hélas ! cela de commun avec les autres agents thérapeutiques. C'est alors que j'ai procédé à toute une série d'essais sur de nouveaux moyens. Après des tâtonnements et des déceptions sans nombre, je suis arrivé à un traitement que je n'hésite pas à regarder comme la solution du problème. C'est ce traitement que je me propose aujourd'hui de faire connaître; seulement, il me paraît essentiel d'entrer auparavant dans quelques détails sur la maladie elle-même.

SIÉGE DE L'ÉRUPTION.

Dans l'épaisseur de la couche la plus résistante de la peau, celle qu'on appelle le derme, sont logées des milliers de petites glandes qui sécrètent une matière grasse ; ce sont les follicules sébacés. Chacune de ces glandes représente une poche ovoïde que termine un goulot fort étroit, lequel vient s'ouvrir au dehors, à travers l'épiderme, par un pertuis microscopique. La peau, ainsi perforée, figure donc une sorte de tamis ou de crible qui livre incessamment passage à l'humeur destinée à la lubréfier. L'acné n'est autre que la maladie de ces glandes.

Il peut en résulter, en plus des désordres locaux, des troubles dans la santé générale. C'est qu'en effet les follicules ont pour action incessante d'éliminer certains principes du sang, de manière à maintenir la composition de nos liquides dans ce juste équilibre qui constitue l'état physiologique. On ne saurait donc veiller avec trop de soin à ce que rien ne gêne le fonctionnement de la peau, le moindre obstacle apporté à sa perméabilité pouvant devenir l'occasion des perturbations les plus graves.

Comme la face est l'organe qui, par son exposition à l'air et la finesse de ses téguments, avait le plus besoin de protection, c'est à la face que les follicules se montrent les plus nombreux et que leur sécrétion est la plus abondante.

Il n'est pas besoin du reste d'être anatomiste pour constater leur existence, ni physiologiste pour reconnaître la nature de la matière qu'ils sécrètent. Chez beaucoup de personnes, il suffit de presser entre les doigts l'extrémité du nez pour en faire sortir cette matière sous la forme de petits vers, comme le peintre fait sortir ses couleurs de la petite vessie qui les renferme. Si ces petits vers semblent avoir une tête noire, cela tient à la présence de quelques impuretés à l'orifice du goulot qui leur a livré passage.

Le cuir chevelu est, après la face, l'appareil le plus abondamment pourvu de follicules ; nous verrons bientôt quelles en sont les conséquences, au point de vue de la production de l'acné. Enfin, il s'en rencontre sur toute la périphérie du corps et même jusque sur les muqueuses, spécialement celles de la bouche, du voile du palais et de l'arrière-gorge.

Cette répartition si générale des follicules explique comment, quand on sort du bain, l'eau, au lieu de s'étaler sur la peau en une nappe uniforme, se distribue sous l'apparence de gouttelettes, comme si elle était en contact avec un corps gras. C'est qu'en effet, la sécrétion sébacée forme un véritable enduit huileux que l'eau, par sa seule force dissolvante, ne saurait attaquer. Aussi ajoute-t-on, d'habitude, au bain du son ou des sels alcalins.

On ne confondra pas cet enduit huileux avec la sueur proprement dite. Celle-ci suinte, il est vrai, à travers les porosités de l'épiderme, mais elle a une consistance aqueuse et s'évapore à mesure dans l'atmosphère, soit d'une manière insensible, quand le corps est moite, soit sous l'aspect d'un léger nuage, quand il est en ébullition. Elle ne saurait donc former, comme la matière sébacée, de dépôts pathologiques.

Bien qu'il n'y ait pas un point de notre individu où les follicules ne puissent devenir malades, ce sont ceux de la face qui s'entreprennent le plus souvent. Aussi l'usage a-t-il plus spécialement consacré les mots d'acné et de couperose pour désigner leur maladie. C'est dans ce sens également que nous les emploierons dans le cours de ce travail, nous servant indifféremment de l'un ou l'autre mot, selon qu'il se présentera au bout de notre plume.

CAUSES DE L'ÉRUPTION.

Les causes qui sont de nature à favoriser ou à produire le développement de l'acné sont généralement assez obscures. Il en est cependant quelques-unes que l'on ne saurait méconnaître. En tête se place l'influence de l'utérus, influence qui expliquerait à elle seule pourquoi l'acné s'observe plus souvent chez la femme que chez l'homme.

Ainsi, nous avons dit que c'est, d'ordinaire, vers la puberté que la maladie débute. N'est-ce pas également à cette époque que s'établissent les menstrues?

Nous avons dit aussi que l'âge critique est le moment où la couperose augmente d'intensité et de fréquence. N'est-ce pas de même celui où le flux menstruel se supprime?

Enfin, personne n'ignore que l'état de gestation suffit à lui seul pour développer la maladie d'emblée. Ici donc encore, nous retrouvons l'action toute-puissante de la matrice. Il en résulte même une forme d'éruption tellement caractéristique qu'elle a reçu le nom de MASQUE DE GROSSESSE.

D'autres viscères encore, — mais ici l'homme n'y est pas moins exposé que la femme, — d'autres viscères encore réagissent puissamment sur les follicules de la face. Tel est le foie, l'acné se liant très-souvent avec le tempérament bilieux. Tel est plus particulièrement encore l'estomac : de là ces boutons et ces rougeurs qui accompagnent si souvent les mauvaises digestions. [Quelquefois, chose étrange! les phénomènes sont inverses ou plutôt ils alternent. Ainsi, quand l'estomac fonctionne bien, la figure est bourgeonnée; quand, au contraire, il fonctionne mal, elle devient nette. On dirait que le principe morbide se déplace pour « sauter » de l'un à l'autre, à tel point qu'il est quelquefois fort difficile d'indiquer l'organe qui en est le point de départ ou l'aboutissant.

L'hérédité est aussi l'une des causes qui influent le plus sur la production de l'acné. Il est des familles où la maladie se transmet presque fatalement des parents aux enfants, parfois même avec la fidélité d'une épreuve photographique. On veut alors y voir la préexistence de quelque vice humoral. Sans doute, la chose est possible, mais non pas d'une manière aussi absolue qu'on serait tenté de le supposer. On peut hériter de l'acné comme on hérite de la couleur des cheveux, d'une loupe ou de certaines taches dites « de naissance », sans qu'il y ait forcément pour cela quelque vice dans le sang.

Où tout porte à croire, au contraire, que ce vice existe, c'est quand on observe en même temps sur d'autres parties du corps des éruptions plus ou moins analogues à celles du visage. Presque toujours, alors, ces éruptions se rattachent à la diathèse dartreuse ou arthritique.

Un cas beaucoup plus grave est celui où l'acné n'est que la manifestation de la syphilis devenue constitutionnelle. Heureusement, cette forme se reconnaît à certains signes qui lui donnent une physionomie à part et éclairent suffisamment le diagnostic ; telle est, par exemple, sa disposition en couronne sur le front, d'où son nom de « *Corona Veneris* ».

Je ne m'étendrai pas davantage sur les causes de l'acné, encore bien qu'il en existe un beaucoup plus grand nombre d'autres, ne fût-ce que par le fait des agents si divers qui agissent à tout instant sur la face et modifient sa vitalité. Ainsi le froid la resserre, la chaleur l'épanouit, la lumière la colore, l'obscurité l'étiole, tout en un mot l'impressionne. Mais, une fois le mal produit, tout cela importe peu au traitement qui, en définitive, est notre grand objectif. Aussi me paraît-il superflu d'entrer à cet égard dans de plus ongs développements.

TROIS VARIÉTÉS D'ACNÉ.

La maladie des follicules sébacés se présente sous des formes très-diverses. Toutefois, ces formes peuvent être ramenées à trois types principaux, que nous désignerons sous les noms d'*acné rosacée*, d'*acné boutonneuse* et d'*acné sécrétante*. Indiquons-en successivement les caractères différentiels.

ACNÉ ROSACÉE.

C'est cette forme qui, pour les gens du monde, constitue la « couperose » proprement dite. Elle est caractérisée par des taches d'un rouge plus ou moins foncé et d'une étendue très-variable. Ce qui les distingue des éruptions éphémères dites « feux du visage, » c'est que la pression du doigt ne les fait ni disparaître ni même pâlir. Examinées à la loupe ou seulement à l'œil nu, on distingue très-bien les orifices agrandis des follicules hypertrophiés. Habituellement aussi la peau qui les avoisine offre une sorte de brillant nacré, que je comparerais volontiers au reflet des écailles de certains poissons.

C'est généralement par le nez que la maladie débute. Sa pointe et sa face dorsale deviennent d'un rouge violacé, principalement après le repas, même le plus frugal, ou sous l'influence d'une émotion, même la plus légère. Cette rougeur reste rarement confinée là où elle a pris naissance; presque toujours elle s'étend au menton, aux joues et au front. Il est même des cas où la figure tout entière ne représente plus qu'une sorte de masque.

Ce masque prend d'ordinaire, chez les femmes arrivées à l'âge critique, un cachet particulier. Les veinules de la peau deviennent variqueuses; elles forment des lignes bleuâtres, irrégulièrement distribuées, qui tranchent avec la couleur rouge ou violacée de la surface malade; on dirait parfois des divisions d'une carte de géographie. Que de femmes vous rencontrez dans les rues, ainsi défigurées par la couperose! Londres est de toutes les villes celle où j'en ai vu le plus grand nombre et où l'éruption m'a paru offrir ses caractères les plus tranchés.

ACNÉ BOUTONNEUSE.

L'acné boutonneuse diffère de l'acné rosacée en ce que l'éruption consiste non plus dans de simples rougeurs, mais dans des boutons véritables. Comme celle-ci, du reste, elle offre des degrés très-différents.

Ainsi, la peau peut être simplement semée de petites granulations de la grosseur d'une tête d'épingle, dont l'extrémité se termine par autant de points noirs assez semblables à des grains de poudre. Ce sont ces granulations que l'on désigne communément sous le nom de « tannes ». A ce degré, l'acné représente une affection tellement discrète qu'elle ne mérite réellement pas le nom de maladie.

Il n'en est malheureusement pas de même de la forme vraiment boutonneuse.

Le début de l'éruption s'annonce presque toujours par un sentiment de tension et de chaleur qu'accompagne parfois une démangeaison extrêmement vive. Puis, apparaissent de petites élevures, coniques ou légèrement déprimées à leur centre, dont la base est entourée d'une aréole inflammatoire. Ces élevures grossissent au doint de devenir des boutons ou même des pustules; bientôt leur sommet blanchit, indice de suppuration. Quand celle-ci est formée, il suffit en général de la simple pression des doigts pour la faire sortir; mais il est rare qu'elle s'échappe ainsi en totalité. Presque toujours la partie la plus concrète reste emprisonnée à l'intérieur de l'utricule. Aussi, même quand les boutons ont disparu, les surfaces conservent-elles quelque chose de rude et de noueux, rappelant assez cet état particulier des téguments qu'on appelle « peau de chagrin. »

Cette forme d'acné marche en général par poussées successives, de telle sorte que la première éruption est à peine cicatrisée que déjà on en voit poindre une seconde.

Quelquefois les boutons, au lieu de tendre à la suppuration, continuent de grossir et de s'indurer. Ils peuvent acquérir ainsi un volume énorme et figurer des loupes ou des lipomes.

Enfin il est des cas où ce ne sont pas seulement les follicules de la face qui s'entreprennent, ce sont aussi ceux de toute la périphérie du corps et même de la muqueuse de la bouche. A ce degré, la maladie, si on ne parvient pas à y porter remède, pourra en arriver jusqu'à compromettre l'existence.

ACNÉ SÉCRÉTANTE.

Il n'est pas à vrai dire d'acné, rosacée ou boutonneuse, qui ne soit en même temps sécrétante, puisque les follicules, étant des organes glanduleux, ne peuvent s'irriter sans que leur sécrétion soit plus ou moins accrue. Aussi je ne comprends sous ce titre que la variété dans laquelle cette sécrétion atteint de telles proportions qu'elle constitue le symptôme prédominant.

Plusieurs cas peuvent se présenter, mais il est facile de les ramener à trois.

Un premier est celui où la peau du visage devient comme farineuse. Si on y passe la main, elle offre quelque chose de râpeux et de rêche. Examinée à la loupe, on voit qu'effectivement les feuillets de l'épiderme sont hérissés comme dans le phénomène appelé « chair de poule, » et que dans leur intervalle se trouve une matière pulvérulente. Cette matière tantôt tombe d'elle-même, d'autrefois, au contraire, se réunit pour former des lamelles ou des houppes soyeuses : c'est l'*acné sécrétante sèche.*

Dans un second cas, la peau se couvre d'une couche huileuse, ou qui lui donne des reflets vernissés et la fait paraître comme transparente. Cette couche, à mesure qu'on l'enlève, se reproduit presque instantanément; parfois même son abondance est telle qu'elle constitue un véritable flux. Froissée entre les doigts, elle exhale une sorte d'odeur de suif et donne la sensation d'un corps oléagineux. Si vous en imprégnez du papier et que vous approchiez ce papier de la flamme, il brûle avec éclat. C'est l'*acné sécrétante humide.*

Enfin, dans un troisième cas, l'exsudation, au lieu d'affecter la consistance huileuse, se traduit par des croûtes d'un blanc grisâtre et tirant sur le jaune. La matière qui les constitue est malléable comme de la cire, et adhère faiblement aux tissus sous-jacents. Soulève-t-on l'une de ces croûtes avec précaution et lenteur, on voit qu'elle plonge à l'intérieur même du follicule par un long filament qui en constitue la racine. Il semble donc qu'on surprenne la maladie en flagrant délit de formation. C'est l'*acné sécrétante croûteuse.*

— Je pourrais, à l'exemple de la plupart des auteurs, multiplier ces divisions, mais les trois que je viens d'indiquer suffisent, en ce qu'on peut aisément y rattacher toutes les autres altérations de la sécrétion sébacée.

LE TRAITEMENT

Le traitement de la couperose, de même que celui de toute affection éruptive, n'a pas seulement pour objet de faire disparaître le mal local, il doit de plus neutraliser la cause interne, si tant est qu'il en existe une, qui l'a produit ou qui l'entretient. Sans cela, vous vous exposeriez à des répercussions d'autant plus dangereuses que peut-être la maladie, dont vous auriez voulu vous débarrasser, n'était qu'une utile dépuration de l'organisme. Ainsi, dans ces machines qu'emploie l'industrie, si vous veniez à fermer brusquement les soupapes dites de sûreté, qui donnent issue à l'excès de la vapeur, celle-ci, par sa rétention inopportune, tournerait sa force contre la machine elle-même, en faisant éclater le réservoir destiné à la contenir.

Toutefois, que les malades se défient de leur tendance à voir partout des altérations humorales et surtout qu'ils n'aient pas une foi trop absolue, je devrais dire trop aveugle, dans tous les soi-disant dépuratifs. Sans doute, il en existe, mais ils sont en petit nombre. Que de médicaments, au contraire, on décore de ce nom, qui sont absolument inhabiles à dépurer quoi que ce soit, si ce n'est peut-être la bourse de ceux qui les achètent ! D'ailleurs, dans la très-grande majorité des cas, l'acné réside tout entière dans la maladie des follicules et, par suite, les humeurs et le sang sont complétement hors de cause.

Mais de ce que l'éruption se trouve ainsi localisée à la peau, n'en concluez pas qu'elle sera plus facile à guérir. C'est plutôt le contraire qui a lieu, cette séquestration la rendant en quelque sorte inaccessible à nos remèdes.

Aujourd'hui on peut le dire, chaque spécialiste a le sien. Or tous conviennent que, quand l'acné est parvenue à certain degré de développement et de gravité, elle est aussi bien au-dessus des ressources de l'art que de celles de la nature. On en est donc réduit, comme pour les cas désespérés, à s'en référer au temps.

C'est surtout quand arrive le moment de mes consultations pour les eaux que je vois défiler sous mes yeux tous ces « réfractaires » à la médecine. Ils viennent, après avoir essayé de tout, me demander de leur indiquer une eau qui les guérisse. Malheureusement, je l'ai déjà dit, cette dernière ressource n'est trop souvent pour eux qu'une déception de plus.

Arrivons donc à l'exposé de la méthode que je regarde, au contraire, comme le moyen curatif par excellence et que ce travail a pour objet de faire connaître.

UNE NOUVELLE MÉTHODE DE TRAITEMENT

Ma méthode repose sur l'emploi d'une pommade dont la formule est due au docteur Lorenzo, de Palerme, et qu'il a appelée POMMADE SICILIENNE. C'est moi qui, le premier, l'ai fait connaître en France, dans ma *Toilette d'une Romaine*, après l'avoir vu expérimenter en Italie. Les éléments dont elle se compose sont si heureusement combinés qu'elle n'irrite jamais, calme plutôt, et modifie les tissus par une action insensible et douce qui les ramène graduellement à leur vitalité normale. Rien de plus simple que la manière d'en faire usage. On en étend une très-légère couche, matin et soir, sur les surfaces malades, en ayant soin d'enlever chaque fois la couche précédente avec une éponge ou un linge fin. On voit ainsi les taches s'effacer et les boutons se fondre. Seulement il faut avoir la précaution, dans l'intervalle d'un pansement à l'autre, de ne point se laver la figure avec de l'eau, celle-ci pouvant contrarier l'action du remède : on se contente de l'essuyer.

Telle est l'efficacité de cette pommade contre les différentes formes d'éruption appelées acné, couperose et masque de grossesse, que j'ai pu dire, sans rien exagérer : *La guérison est devenue la règle, et l'insuccès l'exception.*

Malheureusement la maladie qui nous occupe a une ténacité si grande qu'elle ne cède pas toujours ainsi aux résolutifs. Il faut alors recourir à la médication substitutive, laquelle consiste à exciter d'abord, puis à calmer. On fait ainsi, pour me servir d'une formule restée célébre, « de l'ordre avec du désordre. »

Quels seront les agents qui rempliront le mieux cette double indication? Comme c'est l'emploi de ces agents qui constitue la partie réellement neuve de ma méthode, je crois devoir rappeler d'abord la manière dont j'ai été conduit à leur recherche.

Je me suis dit : Lorsque la muqueuse de la bouche devient le siége de quelque affection éruptive et que nous voulons stimuler sa vitalité, nous choisissons l'acide chlorhydrique, de préférence à tout autre, à cause de sa volatilité extrême qui l'empêche de pénétrer trop profondément. Et comme entre la muqueuse de la bouche

et la peau du visage, il n'y a d'autre différence que le degré de
finesse de l'épiderme, ce qui convient pour la première ne pourrait-
il pas de même convenir pour la seconde ?

J'ai donc expérimenté cet acide associé à un diluant qui lui ôte
tout caractère caustique pour ne lui laisser que des propriétés
acidules. Or, j'ai reconnu que cette mixture constitue à la fois le
plus puissant et le plus anodin des modificateurs. Je l'ai appelée :
LIQUEUR STYPTIQUE.

Voilà le stimulant trouvé. Quel sera le calmant?

Je me suis dit encore, toujours d'après le même ordre d'idées :
Quand on a touché la muqueuse de la bouche avec l'acide chlorhydrique, on se trouve en général très-bien de tempérer et de régu-
lariser l'action de cet acide à l'aide de gargarismes dont le chlorate
de potasse fait la base. Pourquoi ne pas essayer du même topique
en lotions sur la peau? C'est ce que j'ai fait et l'événement a, cette
fois encore, pleinement justifié mes prévisions. Ainsi les malades
m'ont tous dit s'en trouver à merveille; j'ai, de plus, constaté qu'on
prévenait de la sorte toute réaction inflammatoire. J'ai donné à
cette seconde mixture le nom de : LOTION CHLORATÉE.

— C'est donc dans l'emploi, soit isolé, soit combiné, de ces trois
agents, la Pommade sicilienne, la Liqueur styptique et la Lotion
chloratée, que réside ma méthode. Quant à spécifier la part et le
rôle de chacun, cela ressortira des détails dans lesquels il nous
faut maintenant entrer sur le traitement des trois grandes divisions
d'acné que nous avons admises, à savoir : l'acné rosacée, l'acné
boutonneuse et l'acné sécrétante. Nous citerons de plus, à propos
de chacune, un certain nombre de faits cliniques, de manière à ce
que l'exemple marche de pair avec le précepte.

TRAITEMENT DE L'ACNÉ ROSACÉE

C'est contre cette forme d'acné, à laquelle se rattache le MASQUE
DE GROSSESSE, que la Pommade sicilienne se suffit le mieux à elle-
même et opère ses plus belles cures. Ainsi j'écrivais, il y a huit
ans (1866), dans ma *Toilette d'une Romaine* :

« La première fois que j'expérimentai cette pommade, ce fut sur
une jeune personne qui, depuis cinq ou six ans, avait sur la face
dorsale du nez des rougeurs qui faisaient son désespoir. Elle ne
voulait plus aller dans le monde, rejetait tous les partis qui se
présentaient, refusait même de tenter aucun remède, se déclarant

infirme et incurable. C'est alors que je lui parlai de la Pommade sicilienne. J'eus d'autant plus de peine à vaincre ses répugnances qu'elle me dit avoir remarqué que tout corps gras sur son visage lui avait été jusqu'alors préjudiciable. Cependant elle en essaya; or, bien lui en prit, car en moins de quinze jours de traitement, toutes traces de rougeur avaient disparu.

« Cette cure fit sensation. Aussi fus-je appelé presque immédiatement à donner des soins à l'institutrice des enfants du comte X, qui, depuis plus de quinze ans, avait la figure tellement couperosée, que cela avait fini par lui faire un sorte de masque. Elle se trouvait alors à son âge critique, d'où était résultée une recrudescence de l'éruption. C'est au point qu'on lui avait donné à entendre qu'elle eût à songer bientôt à prendre sa retraite. Cependant, au bout d'un mois de l'usage journalier de la pommade, il n'existait plus sur sa peau aucune espèce d'éruption.

« Enfin deux malades se présentaient dernièrement, et le même jour, à ma consultation, atteints à peu près au même degré d'une acné des plus intenses. L'un était un étudiant en pharmacie, l'autre une dame d'une cinquantaine d'années. Par la seule application, faite d'une manière suivie, de la Pommade sicilienne, tous les deux guérirent, l'étudiant en trois semaines, et la dame au bout de six. »

— Voilà donc ce que j'écrivais, il y a huit ans. Or, que de faits ont été soumis depuis lors à mon observation et que de cures j'ai obtenues par le même moyen! Les relater n'en apprendrait pas davantage, et ce serait m'exposer à de fastidieuses redites. Qu'il me suffisse d'ajouter les quelques préceptes que voici :

Quand la maladie résiste ou que le mieux marche trop lentement, on avivera les surfaces avec la Liqueur styptique. Seulement comme, dans cette forme d'acné, il n'existe aucun dépôt de matière sébacée à l'intérieur des follicules, il est inutile que la liqueur pénètre jusque dans la cavité même de ces glandes. On se contentera donc d'un badigeon superficiel.

Si, comme cela arrive souvent, les rougeurs ont envahi la chevelure, la barbe ou les sourcils, on y fera de même arriver la liqueur, mais sans avoir préalablement rasé les surfaces; car, lorsqu'elle est convenablement préparée, elle est sans action aucune sur le système pileux.

Le malade, de son côté, aura soin, entre chaque pansement, de laver plusieurs fois par jour avec la Lotion chloratée les endroits où siége l'éruption. De cette manière, il préviendra *sûrement* toute réaction inflammatoire.

TRAITEMENT DE L'ACNÉ BOUTONNEUSE

Ici l'action de la pommade est subordonnée au volume des boutons. Quand ils sont petits ou moyens, elle peut suffire à amener leur disparition. Témoin le fait suivant que je prends au hasard parmi quantité d'autres :

Un collégien fut atteint, à l'âge de quinze ans, d'une acné qui envahit tout le front. C'était un mélange de boutons et de petits points noirs, formés par la matière sébacée (*tannes*) et incrustés comme des grains de poudre dans la peau. Je fis panser le tout avec la Pommade sicilienne, appliquée matin et soir. Au bout d'une douzaine de jours, il n'y avait plus traces d'éruption.

— Mais si les boutons sont déjà gros, il faudra, de toute nécessité, adjoindre à la pommade l'emploi de la Liqueur styptique. Seulement on ne saurait se borner, comme pour l'acné rosacée, à effleurer les téguments à l'aide d'un badigeon superficiel. Il faut que la liqueur pénètre dans la cavité même des boutons, car c'est la matière accumulée dans cette cavité qui constitue la maladie.

Vous étendez donc très-lentement, sur les surfaces où ils siégent, une couche de la liqueur, forçant les doses aux endroits où l'éruption est le plus accentuée et l'y laissant séjourner quelques instants. Ne craignez rien pour la peau saine placée entre les boutons ; elle est garantie par son épiderme, comme le système pileux est garanti par son étui corné.

Vous reconnaissez que la liqueur a pénétré dans l'intérieur des boutons, en ce que leurs parois se resserrent, se racornissent et que leur pointe s'effile ; en même temps les malades y accusent une assez vive cuisson qui, du reste, ne tarde pas à se dissiper, surtout si vous recourez promptement aux lotions chloratées.

Sous l'influence de ces pansements et de ces lotions, les boutons diminuent de plus en plus de volume, jusqu'à ce qu'ils ne représentent plus qu'un petit grain noirâtre qui tombe de lui-même, ou qu'on détache avec l'ongle. Alors la maladie est guérie.

Je citerai comme preuve le fait que voici :

Un avocat de province m'écrivit pour savoir quoi faire contre une acné boutonneuse de la face, dont il était atteint depuis plusieurs années et qui faisait sans cesse de nouveaux progrès. « Ma figure, me mandait-il, est tuméfiée comme si j'avais été piqué par un millier d'abeilles. » Je lui prescrivis la Pommade sicilienne

**

dont il fit usage très-régulièrement. Six semaines après, il vint me voir à Paris. Bien qu'il accusât un mieux très-sensible, je trouvai sa figure encore notablement gonflée. J'eus recours alors à la Liqueur styptique, dont je lui fis, en quinze jours, plusieurs applications, immédiatement suivies de lotions chloratées. Au bout de ce temps, il était complétement guéri.

— Enfin, il peut se faire qu'au lieu de boutons, ce soient des tumeurs tellement volumineuses et multiples qu'elles rappellent plutôt l'éléphantiasis que l'acné. Tel était le cas d'un malade qui se présenta l'année dernière (1873) à ma consultation, et dont je dois dire quelques mots :

C'était un Espagnol de quarante et quelques années. Son visage ne conservait plus, autant dire, rien d'humain. Qu'on se figure une surface d'un rouge cuivré, hérissée d'excroissances dont quelques-unes rappelaient, par la bizarrerie de leurs formes, des grains de raisin, des cerises ou des espèces de figues. Le front en était tout chargé. Les sourcils, entraînés par leur poids, pendaient au-dessus des orbites, ce qui donnait à l'œil quelque chose de caverneux. Les joues, les lèvres, le menton, étaient tuméfiés au point que leur jeu en était rendu difficile. Enfin, le nez, si tant est qu'il méritât encore ce nom, disparaissait comme perdu au milieu de toutes ces abominations, dont il avait sa large part.

Mais ce n'est pas tout. Des végétations de même nature existaient à l'intérieur de la bouche, spécialement sur le voile du palais, la luette, les gencives et la face interne des joues. Enfin, il n'est pas jusqu'au corps lui-même qui ne se trouvât, à peu près partout, couvert de tumeurs de même origine.

J'étais donc en face d'une de ces acnés éléphantiasiques, où tout le système folliculeux est entrepris, et dont j'avais vu en Orient, surtout à l'hôpital du Caire, de si terribles échantillons.

Malheureusement l'éruption faisait chaque jour de nouveaux progrès et le malade se voyait menacé jusque dans son existence. Je constatai, en effet, que les végétations développées sur le voile du palais commençaient à obturer tellement le passage de l'air et des aliments, qu'il était à la veille de ne plus pouvoir ni respirer ni se nourrir.

Ai-je besoin d'ajouter que son état avait été jugé par tous absolument incurable? J'avoue que, de mon côté, je me trouvai dans le plus grand embarras. Il n'y avait pas à songer ici à la Pommade sicilienne, car, dût-elle diminuer le gonflement de la face, elle ne pourrait atteindre les végétations de la bouche. Or là était le danger le plus pressant. J'avais bien la ressource de la Liqueur styptique;

mais, pour qu'elle pût mordre sur les tumeurs, il fallait porter son titre jusqu'à la causticité. N'est-il pas à craindre qu'à ce degré de force, elle provoquât des phénomènes inflammatoires dont je ne serais plus ensuite le maître? Je n'avais d'autre espoir, pour conjurer ces phénomènes, que dans l'action si puissamment sédative du chlorate de potasse. Nous allons voir que cet espoir ne fut aucunement déçu.

Ainsi je touchai d'abord avec la Liqueur toutes les végétations de l'intérieur de la bouche. La cuisson fut vive dans le moment, mais elle se dissipa presque aussitôt, grâce à un gargarisme avec la Lotion chloratée.

J'étendis ensuite une couche de la même liqueur, mais plus concentrée, sur les téguments du visage. Il se passa alors un fait assez étrange. Cette couche disparut en entier, absorbée par les tissus sous-jacents ; je la renouvelai et elle disparut encore. C'est que la peau, par cette hypertrophie monstrueuse des follicules, avait fini par devenir poreuse comme une éponge. J'en restai là de ce premier pansement et recommandai au malade de se rincer la bouche et de se laver la figure, toutes les deux heures, avec la lotion au chlorate de potasse.

Le lendemain, l'aspect de la figure était peu modifié, mais il y avait déjà du mieux du côté de la bouche. Même pansement et même prescription que la veille.

Le troisième jour la bouffissure avait sensiblement diminué ; quant à la bouche, elle était en pleine voie de guérison. Continuation du traitement.

A dater de ce moment, l'amélioration s'accentue de plus en plus. Ainsi la muqueuse buccale est tellement dégagée que la respiration et la déglutition s'exécutent en parfaite liberté. Mêmes progrès du côté de la figure. De larges escarrhes, semblables à des fragments de parchemin, se détachent et tombent, laissant à nu des chairs moins spongieuses et plus vivantes. Les sourcils se relèvent ; le nez reprend sa forme ; les grandes lignes du visage redeviennent apparentes; c'est tout une métamorphose. Seules, les végétations appendues aux téguments résistent à la Liqueur.

Le douzième jour, voyant que tout a cédé, sauf ces végétations, je me décide à lier avec un fil celles qui ont un pédicule et à exciser avec le bistouri celles qui n'en ont pas. Ces petites opérations furent à peine douloureuses, les tissus étant déjà en grande partie mortifiés, et n'amenèrent aucune réaction inflammatoire. Il est vrai qu'au moindre signe on avait recours aux lotions chloratées. La cicatrisation s'en opéra de même très-rapidement.

Enfin, le VINGTIÈME JOUR du traitement (commencé le 10 août, il avait fini le 30) tout était terminé, en ce sens que la gorge était redevenue entièrement libre et que les traits avaient repris leur régularité. Le malade quitta donc Paris pour retourner en Espagne.

Je lui ai fait continuer chez lui ses lotions chloratées pour prévenir toute récidive. Je lui ai prescrit de plus un traitement ioduré à haute dose, pour amener la fonte de ce qui reste de tumeurs. Or son état aujourd'hui est des plus satisfaisants, car voici ce qu'il me mande dans sa dernière lettre :

« Tarragone, 4 mars 1874.

« ..... Je n'ai rien perdu de ce que j'avais gagné du côté de
« la figure, et mes forces, qui étaient réduites à rien quand je suis
« venu vous consulter, sont devenues on ne peut meilleures. Je
« me sens plein de vigueur et de vie ; appétit parfait ; digestions
« excellentes. Quant aux boutons que j'ai encore sur le corps et
« particulièrement aux jambes, je les trouve moins durs et moins
« pleins ; plusieurs même ont notamment diminué. Vous avez fait
« là un vrai miracle, que vous achèverez certainement au prin-
« temps.

« V***. »

A M. le docteur Constantin James, rue de Luxembourg, 51. Paris.

— Voilà certes de magnifiques résultats. Eh bien ! c'est au chlorate de potasse que j'en rapporte en grande partie l'honneur, car, si je ne l'avais pas eu pour tempérer la réaction produite par la cautérisation des tumeurs et l'ablation des végétations, j'aurais certainement été débordé par l'inflammation consécutive ; ou plutôt, je n'aurais pas osé tenter ces opérations, et le malade eût déjà succombé aux progrès de l'affection.

TRAITEMENT DE L'ACNÉ SÉCRÉTANTE

Cette forme d'acné est incontestablement la pire de toutes, tant pour le malade que pour le médecin. Pour le malade, en ce qu'en plus de la difformité résultant des boutons et des rougeurs qui l'accompagnent si souvent, il y a le suintement humoral qui quelquefois affecte non moins désagréablement l'odorat que la vue.

Pour le médecin, en ce que le traitement est toujours difficile, les progrès peu sensibles, les temps d'arrêt fréquents, et que, par suite, le succès ne saurait être obtenu qu'au prix d'une persévérance qui est rarement la qualité dominante du patient.

Le grand obstacle ici à la guérison, c'est la persistance du flux sébacé, alors que même les autres caractères de l'éruption ont disparu. On dirait que cette hypersécrétion des follicules est devenue tellement inhérente aux glandes, qu'elle est presque passée à l'état de fonction physiologique. Aussi faut-il en général beaucoup de temps et de soins pour s'en rendre maître. C'est pour ces cas surtout qu'il convient de recourir aux dépuratifs *vrais*, lesquels, en même temps qu'ils s'attaquent au génie du mal, préviennent sa rétrocession sur quelque organe intérieur.

Nous avons dit que l'acné sécrétante revêt trois formes principales : la forme sèche, la forme humide et la forme croûteuse. Leur traitement repose sur les mêmes indications, ainsi que le prouvent les trois faits que nous allons citer, à titre de spécimen de chacune de ces trois formes.

1er FAIT. — Mlle N..., qui s'annonçait devoir être très-jolie, fut prise, vers l'âge de quinze ans, d'une acné qui la défigura complétement. Elle en avait dix-neuf quand elle fut confiée à mes soins. Son visage était alors tout couvert d'une sorte d'enduit amiantacé, qui lui donnait une pâleur mate. Sous cet enduit apparaissaient des boutons de volume variable ; on les observait surtout sur les joues, au front, dans les sourcils et tout spécialement sur le nez. Cet organe était même légèrement déformé par l'effacement de la petite dépression qui sépare sa face dorsale de ses ailes. Enfin, dans les endroits où la peau n'était pas malade, elle ne paraissait pas non plus complétement saine, en ce qu'elle offrait quelque chose de farineux et de pulvérulent.

J'avais donc affaire à une acné sécrétante, de forme sèche. Ajoutez cette circonstance aggravante que le père de cette jeune personne était lui-même notablement couperosé.

Le traitement consista, comme pour les cas précédents, à badigeonner la figure avec la Liqueur styptique. J'enlevais bien ainsi les pellicules et les farines, mais elles se reproduisaient chaque fois avec une ténacité désespérante, de telle sorte que c'était toujours à recommencer. Et pourtant la malade ne négligeait rien de ce qui pouvait hâter le succès ! Elle venait régulièrement chez moi tous les jours, et, entre chaque pansement, elle ne négligeait jamais ses lotions chloratées.

Heureusement le remède finit par être plus fort que le mal.

Ainsi, au bout de six semaines, l'éruption avait disparu, et les traits avait repris leur finesse et la pureté de leurs lignes. C'est ce qu'exprimait, dans son langage pittoresque, la femme de chambre, quand elle disait : « Il semble que le nez de Mademoiselle a été remis en forme. » J'en restai donc là du traitement.

Mais, au bout d'une quinzaine de jours, quelques efflorescences et quelques boutons s'étant reproduits, je dus le reprendre et le compléter par une nouvelle série de pansements. En somme, ce fut seulement après trois mois de soins journaliers que je pus prononcer le mot de guérison.

2ᵉ Fait. — Il est question ici d'un jeune homme de 27 ans qui, depuis l'âge de 15 ans, était atteint d'une acné sécrétante humide, dont voici les principaux caractères :

La maladie était plus particulièrement fixée au nez, que recouvraient des végétations tuberculeuses et d'où s'échappait sans cesse une humeur gluante. Sa surface était d'un rouge à la fois ardent et livide. Pour en adoucir les tons et aussi pour en absorber l'humeur, le malheureux était obligé de recourir plusieurs fois par jour à la poudre d'amidon, mais celle-ci formait bientôt une sorte de mastic qui ajoutait encore à la difformité. Il avait de plus de grosses pustules dans la barbe, qu'il portait entière pour les dissimuler. Enfin son front était semé de boutons et de plaques, qui empiétaient sur le cuir chevelu, à la manière de la *corona Veneris*.

Je commençai par l'emploi de la Pommade sicilienne, puis je lui adjoignis les pansements avec la Liqueur styptique constamment suivis de lotions chloratées. Les boutons furent les premiers à céder et, au bout d'une quinzaine de jours, j'en étais complétement maître ; mais il n'en fut pas de même du flux humoral. Sans doute il diminua dans une proportion très-sensible ; seulement, telle était encore son abondance que rien n'indiquait que je dusse de sitôt en tarir la source.

C'est alors que je me décidai à cautériser *tous les jours* le nez avec la liqueur rendue notablement acide; or, telle est l'action tempérante du chlorate de potasse que pas une fois l'inflammation ne prit le dessus. Sous l'influence de ce traitement, la peau devint de moins en moins humide, et il arriva un moment où, complétement « asséchée, » elle ne conserva plus ni rougeur ni rudesse. Le malade était complétement guéri.

3ᵉ Fait. — Il s'agit encore ici d'un jeune homme atteint d'une acné sécrétante, mais de forme croûteuse. Sa maladie remontait à 4 ou 5 ans ; lui en avait 22. Voici ce que je constatai :

Des rougeurs et des boutons étaient répandus sur sa figure, son front, ses tempes, et avaient envahi le cuir chevelu sous forme de pityriasis. Mais le plus fort de l'éruption occupait la partie centrale du visage. Ainsi, de la face dorsale du nez et de ses deux ailes partaient des plaques croûteuses qui, gagnant symétriquement les joues, s'y étalaient pour aller mourir au voisinage des pommettes. La peau tout autour de ces plaques était luisante et d'un rouge cuivré. Il en résultait dans l'ensemble des traits quelque chose de tout à fait repoussant. Enfin, circonstance aggravante, le malade voyait depuis quelque temps ses forces décliner, et il avait notablement maigri.

J'eus recours à la même médication que pour les cas précédents, je veux dire la Pommade sicilienne, la Liqueur styptique et la Lotion chloratée.

Le premier résultat que j'obtins fut de changer la nature croûteuse du suintement en une humidité simple. C'était déjà beaucoup, l'affection perdant ainsi son cachet herpétique; mais nous savons combien toute hypersécrétion des glandes sébacées est difficile et lente à disparaître. Aussi fus-je obligé de recourir, comme pour le cas précédent, à des pansements *quotidiens* avec la liqueur styptique, pansements que je faisais suivre de lotions chloratées. Or ici encore, le chlorate neutralisa toute inflammation consécutive.

On ne s'attend pas sans doute à ce que j'entre dans les détails du traitement. Il suffira de savoir que je finis par rester complétement maître de la place. Ainsi, plus d'éruption sur le visage; disparition absolue du pityriasis; retour des forces et de l'embonpoint; en un mot, état normal qui, depuis lors, ne s'est pas démenti un seul instant.

RÉSUMÉ.

Il résulte de ce qui précède que l'acné et la couperose ne sont, sous des appellations différentes, qu'une seule et même maladie qui a pour siége les follicules sébacés de la peau et dont les causes sont généralement assez obscures. Nous avons vu également que les nombreuses variétés d'éruption qui le caractérisent peuvent être ramenées à trois types, l'acné rosacée, l'acné boutonneuse et l'acné sécrétante. Enfin nous avons établi que notre méthode de traitement comprend, comme moyen principal, la Pommade sicilienne et, comme agents auxiliaires, qui parfois deviennent agents dominants, la Liqueur styptique et la Lotion chloratée. Tous ces divers points, nous les avons spécifiés d'une manière si nette et appuyés de faits si probants qu'il nous paraît inutile d'y revenir. Est-ce à dire pour cela que le sujet soit épuisé et que nous devions en rester là ? Je ne le pense pas. En voici le motif.

C'est beaucoup, sans doute, d'arriver à guérir une maladie réputée jusqu'alors à peu près incurable, mais il n'est pas moins essentiel d'empêcher ses récidives ; il y aurait même quelque chose de mieux, ce serait de prévenir son développement. Si nous ne nous sommes pas encore occupé de ces questions, c'est qu'elles sont surtout du domaine de l'hygiène et que nous n'avions à ne parler d'abord que de la partie médicale de la couperose. Mais ce que nous n'avons pu faire jusqu'à présent, nous le ferons maintenant, sans quoi ce serait laisser sciemment dans notre travail une regrettable lacune. Nous allons donc traiter, dans un chapitre complémentaire, des soins hygiéniques de la face et, en particulier, des COSMÉTIQUES.

COSMÉTIQUES

HYGIÈNE DE LA FACE, DE LA BOUCHE
ET DE LA CHEVELURE.

Il n'existe pas de moyen plus efficace ni plus puissant d'empêcher la couperose de récidiver, que la continuation des lotions chloratées. Aussi ne manqué-je jamais de recommander aux personnes qui viennent de suivre leur cure, de se garder de les suspendre avant plusieurs semaines et, à la moindre menace, d'y recourir de nouveau. Les cas où l'on voit, malgré cela, la maladie se reproduire sont tellement rares qu'ils ne constituent qu'une imperceptible exception.

Mais, ainsi que nous l'avons dit, le point essentiel serait de prévenir l'invasion première de la maladie. Comment atteindre un pareil but ?

Ici encore le chlorate de potasse constitue l'agent par excellence. Et il n'y a pas lieu de s'en étonner. La couperose, quelle que soit la forme qu'elle affecte, revêt d'ordinaire à ses débuts un caractère inflammatoire. Or, ne savons-nous pas que le chlorate de potasse possède des propriétés tellement sédatives que, sur certains malades, nous avons pu cautériser plusieurs jours de suite les mêmes surfaces, sans être débordé une seule fois par aucun phénomène de réaction? Quel autre antiphlogistique aurait créé une semblable tolérance ? C'est donc dans son emploi dirigé habilement que résidera la médication préventive de l'acné.

Mais si, nous conformant à l'usage, nous avons limité jusqu'à présent le nom d'acné aux éruptions folliculeuses de la face, nous l'étendrons désormais à celles de la bouche et du cuir chevelu, car enfin ces organes réclament les mêmes soins journaliers, appliqués d'après les mêmes principes, et le meilleur modificateur est de même le chlorate de potasse. Pourquoi, dès lors, ces exclusions que rien ne motive ni ne justifie?

Nous allons donc étudier successivement, et « sur le même pied », l'hygiène de la face, de la bouche et de la chevelure, au point de vue des cosmétiques que l'expérience nous a appris leur convenir le mieux. Et qu'on ne nous reproche pas de déroger ainsi à la dignité professionnelle, en nous occupant de futilités. Qui donc oserait appeler futiles des questions qui intéressent à un si haut point la santé et la beauté?

COSMÉTIQUES DE LA FACE.

Avant de dire quels sont les cosmétiques qui nous paraissent les meilleurs, jetons un coup d'œil sur ceux qui sont le plus généralement en usage dans les habitudes quotidiennes de la toilette.

Beaucoup de femmes — et on comprend que ce soient elles qui se préoccupent le plus de ces questions — beaucoup de femmes craindraient de se laver le visage avec de l'eau pure, de peur de se gercer la peau, ou du moins de lui faire perdre de sa douceur et de son poli. Il est de fait que, chez certaines personnes, cette membrane est tellement impressionnable que l'eau pure, surtout à cause des sels calcaires qu'elle contient trop souvent, pourrait lui communiquer quelque chose d'un peu rude. J'admets donc volontiers l'adjonction de certains cosmétiques.

Je connais plus d'une élégante qui se contente, pour sa toilette du matin, de se barbouiller le visage avec du cold-cream ou de la pommade de concombre, qu'elle enlève ensuite en l'essuyant vivement, un peu comme un cocher qui prépare ses harnais. Je ne nie pas qu'on ne communique ainsi à la peau certain lustre agréable à l'œil; mais, par une triste compensation, il reste toujours un petit enduit graisseux qui finit par exhaler quelque chose de rance. C'est là un résultat d'autant plus fâcheux que la figure est l'organe où, sous la forme du baiser, l'affection imprime ses plus tendres comme ses plus gracieux épanchements : à ce titre, on ne saurait éviter avec trop de soin tout ce qui peut affecter désagréablement les lèvres et l'odorat.

Il est encore un reproche que j'adresserai à ces corps gras;
celui-là au point de vue de l'hygiène. En obstruant de la sorte les
pores de la peau, on gêne leur fonctionnement et, par la rétention
·de la matière sébacée à l'intérieur des follicules, on s'expose à rendre ceux-ci malades. Que de femmes, dans un intérêt mal entendu
de coquetterie, ont créé ainsi la couperose de toutes pièces !

Et je ne parle ici que de cosmétiques parfaitement anodins, comme
composition. Que serait-ce si j'énumérais ceux qui, sous des noms
aussi tentateurs que mensongers, renferment, au contraire, les
poisons les plus terribles? J'en ai donné dans ma *Toilette d'une
Romaine* la ·lugubre nomenclature.

Sachez-le bien, la peau du visage exige les mêmes soins de pro-
preté et d'entretien que celle du reste du corps. C'est même elle
qui en a le plus besoin, comme étant la plus abondamment pourvue
de follicules et la plus exposée aux souillures que charrie et dépose
l'atmosphère. Il vous faut donc, pour la nettoyer complétement, non
pas un corps gras, mais un dissolvant. Or, en fait de dissolvants,
je n'en connais pas de meilleur que le savon.

Le savon ! Voilà un mot qui ne laissera pas que de soulever bien
des tempêtes. On me dira « que ce qui peut être excellent pour
la peau d'une paysanne, hâlée par le soleil et durcie par les frimats,
serait détestable pour la peau d'une Parisienne, qui n'a souvent
connu d'autres brises que celles de l'éventail, ni· d'autre tempéra-
ture que celle du boudoir; que le savon provoquerait des boutons,
des rougeurs, des feux, etc. »

A cela je réponds « que je n'arrive pas du fond de ma province, et que ce n'est pas sur les naturels de quelque coin perdu
de la Bretagne ou des Landes que j'ai été faire mes essais; c'est à
Paris même et sur des qualités de peau qui, soit dit sans humilier
personne, n'auraient à redouter aucune ·concurrence. Ah! s'il m'é-
tait permis de citer les noms, que d'exemples je pourrais invoquer
à l'appui de ma thèse! »

Je répète donc que le savon est le seul cosmétique qui nettoie
parfaitement le visage. Voici la manière de l'employer :

Etendez-en une couche sur une éponge fine, et servez-vous de
cette éponge pour vous frictionner doucement la figure, le cou et
les épaules, jusqu'à ce que la peau de ces parties soit bien impré-
gnée de savon; ceci fait, vous lavez le tout à grande eau. La peau,
à ce moment, loin d'être irritée, offre quelque chose de doux et
d'onctueux que ne procurerait aucun autre agent. Essuyez-la avec
grand soin et ne sortez que quand elle sera tout à fait sèche; sans
quoi, pour peu que les petites lames dont se compose l'épiderme,

et que le savon a momentanément attendries, conservassent encore un peu d'humidité, le trop brusque saisissement de l'air pourrait y produire quelques froncements.

Mais, de même qu'il n'est pas nécessaire de prendre tous les jours un grand bain, de même aussi il n'y a pas nécessité de répéter chaque jour ces grands nettoyages. Mieux vaut se laver simplement la figure avec de l'eau, soit pure, soit additionnée d'un principe qui redonnera aux téguments l'énergie et le ressort qui souvent leur font défaut. Mais quel sera ce principe?

On comprend que, placé sur ce terrain, j'aie eu à cœur de vérifier si le chlorate de potasse, dont nous avons constaté l'action si précieuse sur la peau malade, offrirait les mêmes avantages pour l'entretien de la peau saine. Or l'expérience m'a prouvé qu'il n'est pas moins utile dans ce second cas que dans le premier. J'ai donc fait composer une eau de toilette dont il constitue l'élément essentiel et dont je dois dire maintenant quelques mots.

EAU DE TOILETTE

Cette « eau » très-agréablement aromatisée, s'emploie à la dose d'une ou deux grandes cuillerées que l'on ajoute à la quantité d'eau destinée au visage. Elle contribue puissamment à nettoyer la peau, sans rien lui ôter de son velouté, qu'elle tend au contraire à faire ressortir ; elle la fortifie de plus contre les impressions de l'air extérieur, en augmentant sa tonicité. Mais elle fait plus encore.

Chacun sait qu'il survient quelquefois à la face, sous l'influence surtout de l'insolation, des taches, des farines ou des rougeurs. Tant que ces petites éruptions se dissipent d'elles-mêmes, sans laisser de traces, elles ne méritent pas le nom de maladie. Mais il n'est pas rare qu'elles prennent peu à peu certains caractères de fixité, de telle sorte que ce qui n'était d'abord que de simples éphélides, finira par devenir couperose. On veut alors agir : malheureusement il est trop tard. Si, au contraire, dès le début, on avait fait usage d'une « eau de toilette » analogue à celle que je viens d'indiquer, non-seulement on eût guéri le mal actuel, mais on eût mis la figure à l'abri de toute invasion ultérieure. J'ai donc eu raison de dire que le chlorate de potasse, en sus de son rôle si puissant dans le traitement de l'acné, constitue un précieux préservatif de l'éruption. Le tout est de savoir l'employer d'une manière convenable et à temps.

COSMÉTIQUES DE LA BOUCHE

Nous avons vu, par l'exemple de notre Espagnol (*page* 18), qu'il y a solidarité de fonctions entre les follicules de la face et ceux de la bouche, puisque, quand les premiers deviennent malades, les seconds peuvent le devenir également. Sans doute, c'était là un cas exceptionnel, mais plutôt comme intensité que comme fréquence. En effet, depuis que mon attention a été dirigée sur ces questions, j'ai vu plus d'une fois l'acné de la face coïncider avec certains états de la muqueuse buccale rappelant tout à fait l'acné.

D'un autre côté, je me suis assuré que, de même que la maladie des follicules de la face n'entraîne pas nécessairement celle des follicules de la bouche, de même la maladie des follicules de la bouche n'implique pas nécessairement celle des follicules de la face. Ces deux affections peuvent rester parfaitement isolées et indépendantes l'une de l'autre. Ainsi s'explique comment certaines granulations de la gorge, certains aphthes, certains ramollissements des gencives ont pu être attribués à quelque vice intérieur et traités comme tels, alors qu'ils étaient simplement la manifestation d'une acné de la muqueuse.

De la connaissance de ces faits à l'établissement d'une « eau » pour la bouche, ayant, comme celle pour la face, le chlorate de potasse pour base, il n'y avait qu'un pas, et cependant, ce pas, j'ai hésité à le faire. C'est qu'en plus de la muqueuse, il faut tenir un compte immense des dents.

Les dents sont formées de deux couches : une, extérieure, qui est l'émail; l'autre, intérieure, qui est l'ivoire. L'émail donne à la dent sa blancheur; l'ivoire lui donne sa solidité. La superposition de ces deux couches représente donc assez exactement celle des métaux qui constituent l'orfévrerie de Ruolz. Or, si vous nettoyez cette orfévrerie à l'aide d'agents qui en usent peu à peu la surface, il arrivera un moment où le métal grossier, qui sert de charpente au métal plus précieux, sera plus ou moins mis à nu. Telle est l'histoire des dents que vous soumettez à l'usage de certains élixirs. L'émail est graduellement attaqué et, comme la couche qu'il forme n'offre que peu d'épaisseur, on a bientôt atteint l'ivoire, ce qui rend les dents rugueuses, friables, et les expose à la carie.

Quels sont les élixirs qui ont ainsi le triste privilége d'éroder la superficie dentaire? Ce sont les élixirs acides, l'émail étant en grande partie constitué par des sels de chaux, pour lesquels ces acides ont une très-grande affinité. Tout dentifrice devrait donc être neutre ou alcalin. Or je me suis assuré que la plupart, surtout parmi les plus vantés, sont, au contraire, notablement acides. C'est que ce sont ceux-là qui donnent dans le moment les plus brillants résultats. Il est vrai que les dents ne tardent pas à faire voir leur Ruolz.

Comment, maintenant, agit le chlorate de potasse, car il ne faut pas perdre de vue que c'est à son sujet que nous venons de faire cette digression ?

Le chlorate de potasse est complétement neutre; par conséquent, il convient à merveille pour les soins journaliers des dents. De plus, il a quelque chose d'astringent et de tonique qui s'accommode parfaitement à la vitalité de la muqueuse de la bouche. J'en ai donc fait la base d'un élixir et d'une poudre dentifrices.

ÉLIXIR ET POUDRE DENTIFRICES

Ces préparations s'emploient de la même manière que tous les produits de ce genre. Elles ne leur cèdent en rien comme parfum de l'haleine, et leur sont infiniment supérieures au point de vue hygiénique.

Ainsi l'élixir agit comme un excellent détersif dans cet état fongueux des gencives que caractérisent leur boursouflement, leur peu de cohésion et leur facilité à saigner, toutes circonstances qui semblent indiquer dans l'économie certaine tendance au scorbut. Il raffermit les chairs et, par suite, consolide les dents ébranlées dans leur alvéole. C'est surtout chez les personnes qui ont fait usage, et à plus forte raison abus de mercure, que son action ne saurait être remplacée par aucune autre. Ne sait-on pas que le chlorate de potasse est le plus puissant antidote de l'intoxication mercurielle ?

Quant à la poudre, on l'utilise pour les mêmes cas et elle produit les mêmes effets. Seulement son emploi réclame certaines précautions. Ainsi, en plus de l'action vitale qu'elle exerce sur les gencives, elle exerce une action mécanique sur les dents, comme moyen de nettoiement de leur surface. Il faut donc, avant tout, qu'elle ne puisse les rayer. Or elle a été tamisée et porphyrisée avec un tel soin qu'il est de toute impossibilité qu'elle produise rien de semblable.

COSMÉTIQUES DE LA CHEVELURE

Ce que je viens de dire de l'acné de la bouche est également applicable à l'acné du cuir chevelu, en ce que la maladie n'est le plus souvent que l'extension de celle de la face ; mais elle peut exister indépendamment de toute éruption de ce côté : de là, parfois, quelque incertitude dans le diagnostic. L'affection avec laquelle on la confond le plus ordinairement est le pityriasis ; méprise d'autant plus facile qu'il n'est pas prouvé pour moi que ce soient deux maladies différentes.

En effet, dans l'un comme dans l'autre cas, la peau se recouvre d'une multitude de lamelles, minces, blanches, sèches, adhérentes par une extrémité et libres par l'autre, d'où résulte une desquamation furfuracée des plus abondantes. On dirait tantôt de petites lentilles ; d'autrefois, des molécules de son, ou bien encore une farine grossière. Le malade, si tant est qu'on puisse lui donner ce nom, éprouve rarement d'autres symptômes qu'une démangeaison assez vive ; il se gratte et fait tomber des pellicules qui se reproduisent presque immédiatement. Quelquefois, au lieu de pellicules, ce sont de véritables croûtes, adhérentes à la peau. Si on les détache avec l'ongle ou avec l'extrémité du peigne, on voit qu'elles ne représentent pas un tout uniforme, mais qu'elles sont formées par la superposition de petites squames, qu'unit entre elles une matière grasse, analogue à celle de l'acné sécrétante. Comment, dès lors, refuser à cette maladie la dénomination d'acné ?

Mais peu importe les noms. La seule chose essentielle, c'est le traitement ; et on ne saurait trop s'en préoccuper, la conséquence à peu près fatale de ces pellicules étant la chute des cheveux, ce noble et gracieux ornement qui est pour la femme la première des parures. Or, ici encore, j'ai reconnu que le chlorate de potasse constitue le remède par excellence, supérieur même à la cinchonine, dont j'avais vanté les bons effets dans ma *Toilette d'une Romaine*.

Et né croyez pas que, cédant à une idée préconçue, ou dominé par une préférence exclusive, je veuille mettre ainsi ce médicament à « toutes sauces. » Non. C'est que si l'acné est multiple par ses manifestations, suivant les surfaces qu'elle envahit, elle est une par sa nature, puisque ce sont constamment les follicules qui sont atteints. Il n'y a donc rien d'étonnant à ce que le même agent convienne contre la même entité morbide, car en définitive c'est toujours l'acné. Le tout, c'est de savoir approprier cet agent aux indications individuelles.

Les pommades ne seraient point ici le meilleur excipient, en ce que les pellicules se rattachent presque toujours à un état gras du cuir chevelu. Mieux vaut la forme de lotion. C'est donc cette forme que j'ai adoptée pour le produit dont il me reste à parler.

LOTION CONTRE LES PELLICULES ET LE PITYRIASIS.

Pour se servir de cette lotion, on commence par bien nettoyer la tête avec le démêloir et le peigne fin, puis on achève d'enlever les « petites peaux » en la brossant un peu rudement. Ceci fait, on divise successivement les cheveux par segments, et on verse à mesure, au fond de chaque raie, un peu de la lotion que l'on fait pénétrer le plus possible en l'étalant avec le doigt, puis avec une brosse longue et soyeuse. Enfin, on sèche le tout à l'aide d'un linge, évitant avec grand soin toute cause de refroidissement.

Ces applications doivent être répétées d'abord tous les jours, puis tous les deux jours, puis on les espace de plus en plus jusqu'à ce que les pellicules aient cessé de se reproduire. Mieux vaut en général les faire le soir que le matin. On recouvre pour la nuit la tête d'une simple coiffe, de manière à y entretenir la chaleur, mais sans l'y concentrer.

J'ai vu les pityriasis les plus rebelles céder ainsi comme par enchantement et le cuir chevelu se repeupler, alors qu'il était déjà en grande partie dégarni.

MES FORMULES.

Les médicaments dont il a été fait mention dans ce travail sont de deux ordres : les uns se rattachent à des questions médicales, les autres à des questions d'hygiène. Tous exigent des formules.

Nous n'avons point à nous occuper de celle de la Pommade sicilienne, cette pommade nous étant expédiée toute prête.

Il n'en est pas de même des formules de la Liqueur styptique et de la Lotion chloratée, celles-ci n'offrent rien de fixe, puisque les doses du remède doivent varier suivant le degré de la maladie et les phases du traitement ; il est donc indispensable que le médecin en fasse chaque fois l'objet d'une prescription spéciale.

Quant aux formules des médicaments qui se rattachent à l'hygiène, je veux dire les cosmétiques, elles doivent, au contraire, être exécutées d'avance, et les produits tenus à la disposition de quiconque, malade ou bien portant, en fait la demande. Il serait même impossible d'attendre au dernier moment pour les préparer. C'est qu'en effet les cosmétiques devant réunir à la fois « l'utile et l'agréable, » il faut du temps, parfois même il en faut beaucoup, pour les diverses manipulations que réclament l'association des substances, leur mélange intime et la combinaison des aromes.

Mais à qui devais-je confier mes formules ?

J'avoue que l'idée ne m'est même pas venue de m'adresser aux parfumeurs. Ce n'est pas que je méconnaisse l'art avec lequel beaucoup d'entre eux savent marier les ingrédients les plus divers pour en faire un tout homogène. Seulement je leur reprocherais de trop sacrifier à la fantaisie. Or, il fallait que mes produits, même en prenant la forme de cosmétiques, conservassent cette garantie et cette sévérité de composition qui est le cachet de nos préparations médicinales. C'est donc à la science pharmaceutique que j'ai dû faire appel, et, à cet égard, Paris est si excellemment pourvu que je n'ai eu, autant dire, que l'embarras du choix.

Si je me suis adressé de préférence à l'officine de MM. Fournier et Cie (1), ce n'est pas seulement à cause de son importance comme grand entrepôt des spécialités thérapeutiques, c'est aussi qu'elle m'était en quelque sorte désignée d'avance comme déjà dépositaire de la Pommade sicilienne, qui joue un si grand rôle dans ma médication de l'acné. Enfin, j'avais, en plus, des motifs tout personnels. Pendant tout le temps qu'ont duré mes tentatives et mes essais, la maison Fournier a mis à ma disposition son magnifique laboratoire de Neuilly, avec une telle obligeance que j'ai été heureux de lui donner ainsi un témoignage public de ma confiance et de ma gratitude.

(1) Pharmacie, rue Neuve-des-Mathurins, 103.

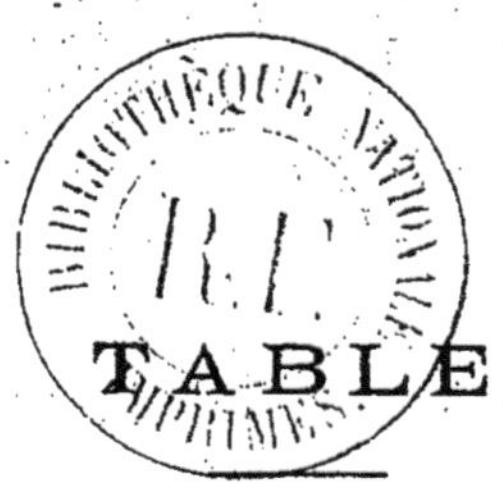

TABLE

Paris. — Imp. Félix Malteste et Cie, rue des Deux-Portes-Saint-Sauveur, 22.

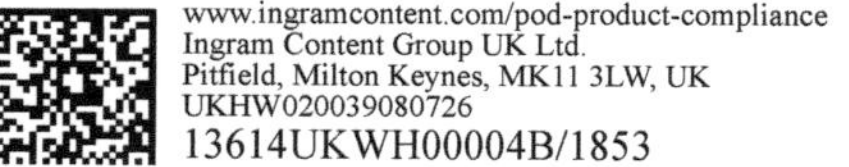